Docteur KÉ[illegible]

CONTRIBUTIONS

A

L'ÉTUDE DU TRAITEMENT

DE LA

TUBERCULOSE PULMONAIRE

PAR LE

MANGANATE-CALCICO-POTASSIQUE

QUIMPER (Finistère)

Imprdierie Mme Chavet-Bargain, Rue Astor, 1

1921

Docteur KÉRUZORÉ

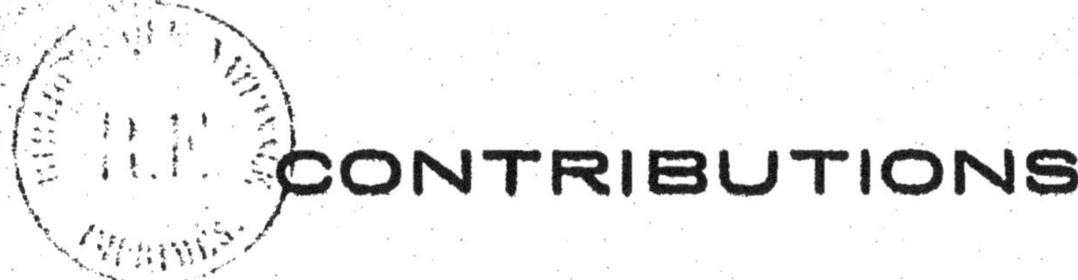

CONTRIBUTIONS

A

L'ÉTUDE DU TRAITEMENT

DE LA

TUBERCULOSE PULMONAIRE

PAR LE

MANGANATE-CALCICO-POTASSIQUE

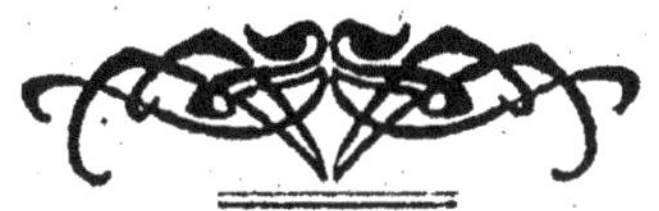

QUIMPER (Finistère)

Imprimerie Mme Chavet-Bargain, Rue Astor, 1

1921

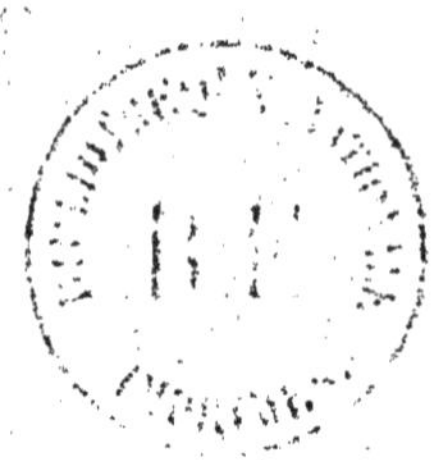

A LA MÉMOIRE DE MA MÈRE

A MES PARENTS

A MA SŒUR

A MES ONCLES ET MES TANTES

A MES AMIS

A mon Président de Thèse

MONSIEUR LE PROFESSEUR RÉMOND

A MES MAITRES

de l'École de Médecine de Rennes

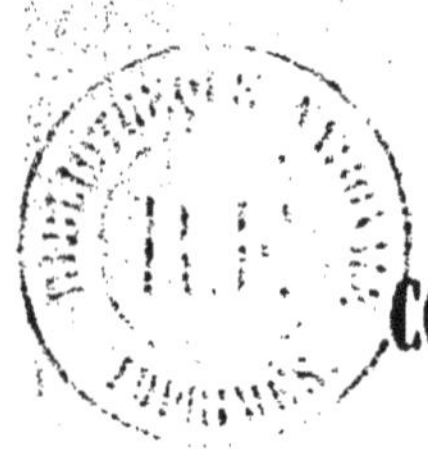

CONTRIBUTIONS A L'ÉTUDE DU TRAITEMENT DE LA TUBERCULOSE PULMONAIRE PAR LE MANGANATE-CALCICO-POTASSIQUE

INTRODUCTION

Il n'est pas une maladie qui ait fait naître plus de médications que la phtisie pulmonaire ; les unes sont grotesques, les autres sont impuissantes, d'autres enfin ont subi avec succès l'épreuve du temps. Toutes les médications sérieuses ont été étudiées et discutées. Il faut honorer les chercheurs ingénieux qui ont le courage d'essayer et de recommander de nouveaux remèdes contre cette terrible maladie, et osent braver le scepticisme général ou la promiscuité des charlatans.

Le scepticisme était autrefois excusable ; car le temps n'est pas encore très éloigné où les médecins dirigeaient fort mal le traitement général des phtisiques ; mais si les médecins désespéraient, les malades voulaient encore et quand même espérer. L'homme est crédule, et les plus ridicules sottises rencontrent toujours des esprits auxquels elles sont proportionnées.

S'il convient d'être un thérapeute modeste, il convient aussi de ne pas répéter avec le médecin de Voltaire : « Nous guérirons infailliblement tous les maux qui se guérissent d'eux-mêmes ». *Nous avons entre les mains des médications qui ont la plus heureuse influence sur les phtisiques.*

Nous n'avons pas la prétention de faire ici l'étude de tous les moyens mis en œuvre pour combattre le redoutable fléau qu'est la tuberculose. Nous nous bornerons à exposer et à analyser les résultats obtenus par le manganate-calcico-potassique.

Avant de passer à l'exposition de notre sujet, nous ne voulons pas manquer d'exprimer notre reconnaissance à tous les maîtres, de qui les conseils et les leçons nous ont rendu tant de services, au cours de nos études souvent difficiles. Ils nous ont appris à aimer la médecine et les malades ; cet amour du métier qu'ils ont su nous inculquer, sera, nous le pensons, leur plus grande récompense. Qu'il nous soit permis, en terminant, de remercier M. le professeur RÉMOND pour le très grand honneur qu'il nous a fait en acceptant la présidence de cette thèse.

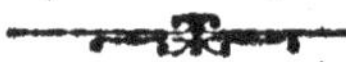

Du Traitement de la Tuberculose Pulmonaire

PAR LE MANGANATE-CALCICO-POTASSIQUE

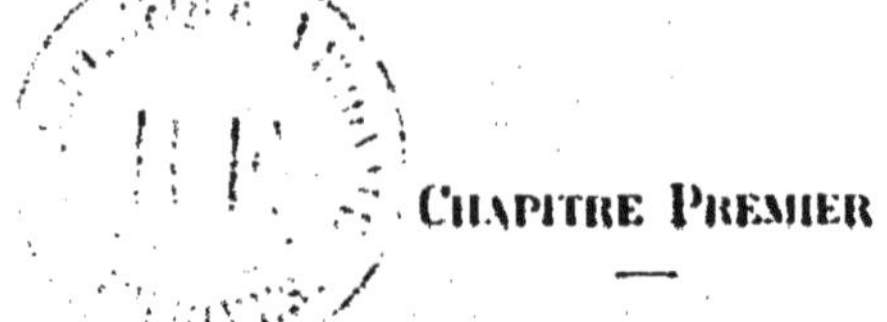

Chapitre Premier

HISTORIQUE GÉNÉRAL

Depuis la découverte du bacille de Koch, on cherche une méthode biologique de traitement de la tuberculose par les produits spécifiques. Mais ni les tuberculines connues, agents d'immunisation active, ni les sérums qui doivent apporter à l'organisme les anticorps d'animaux immunisés contre le B. K., n'ont encore résolu le problème. Chaque tuberculine, chaque sérum, a à son actif quelques succès indéniables à côté de très nombreux échecs, sans parler des cas, où tuberculines et sérums, même maniés par des phtisiothérapeutes réputés, ont provoqué une aggravation de la maladie.

L'irrégularité dans l'action, et surtout le danger de l'emploi de cette méthode de traitement spécifique, ont incité certains auteurs à expérimenter, dans la tuberculose, l'hétérobactériothérapie, qui a donné des résultats très intéressants dans les infections les plus diverses. Plus récemment la protéinothérapie, à laquelle se rattache étroitement l'autosérapie, a été étudiée. Mais là encore quelques cas heureux et de très nombreux échecs.

L'insuccès actuel des thérapeutiques biologiques, alors qu'elles ont donné des résultats remarquables dans les autres affections a dirigé les chercheurs dans les voies de la chimiothérapie ; plus souple dans son action, plus riche dans ses moyens, puisqu'elle fait appel à une grande variété de corps simples, à un nombre presque infini de substances combinées, la chimiothérapie parait être plus apte à résoudre le problème de la guérison de la tuberculose que les médications spécifiques ; et cela à cause des données diverses, parfois même contradictoires, de ce problème.

A défaut d'une médication biologique active et pas dangereuse, la base du traitement de la tuberculose pulmonaire est encore la climatothérapie et ses corollaires : repos, héliothérapie, régime alimentaire. Ce traitement « passif » est heureusement complété par une thérapeutique médicamenteuse : *Créosote, sels de gaïacol,* méthode de reminéralisation (Robin), de recalafication (Ferrier), *surrenocalcique* (Sergent).

Des succès indéniables ont été ainsi obtenus ; mais ces succès sont loin d'être constants, ni même très fréquents.

Parmi les essais plus ou moins encourageants de chimiothérapie active, citons ceux que l'on a fait avec les sels d'argent et d'or ; les métaux colloïdiaux ; les sels de cuivre (Gauvin, H. A. Ellis,

VOLF) ; l'urotropine (LŒPER) ; l'iodo-benzo méthyl-formine (DUFOUR) ; les corps radio-actifs : radium, thorium, mesothorium, uranium ; les sucres (L. MONACO) : l'anhydride sulfureux (TIVEDELLE) ; l'ammoniaque (DARIN) ; l'iode à haute dose (BOUDREAU).

Du Traitement de la Tuberculose Pulmonaire

PAR LE MANGANATE-CALCICO-POTASSIQUE

CHAPITRE DEUXIÈME

DU CHOIX DU MANGANATE-CALCICO-POTASSIQUE COMME ANTI-TUBERCULEUX

Pour être efficace, toute chimiothérapie de la tuberculose doit réaliser deux actions fondamentales :

1°) Attaquer et neutraliser le bacille et les toxines au sein des tissus infectés.

2°) Modifier le terrain où cultive le microbe, c'est-à-dire rendre les tissus réfractaires à son action.

A priori il semblerait qu'une telle chimiothérapie complète puisse être construite très vite : choisir dans les innombrables corps de la chimie celui qui empêche le développement du bacille dans les cultures, à plus petites doses ; déterminer le coefficient de toxicité qu'on ne doit pas dépasser ; adjoindre les éléments nécessaires à la modification du terrain ; introduire ce médicament d'élection dans l'organisme humain.

Il semblerait ensuite qu'il n'est pas impossible de modifier le terrain de culture humain en déterminant une carence artificielle des matériaux nécessaires à la vie du bacille et une alcalinisation éminemment défavorable à son développement.

Malheureusement, pour le malade et pour nous, ces conceptions théoriques, des plus séduisantes certes, peuvent nous conduire tout droit à de graves échecs. Si on peut utiliser un composé chimique, à toxicité nulle, susceptible de tuer le bacille dans le milieu humain, comme il le tue in vitro, nous ne croyons pas par contre, que quelqu'un puisse avoir l'audace nécessaire pour enlever à un organisme tuberculeux déminérolisé, le potassium, le soufre, le carbone, le fer, le magnésium, le phosphore qui lui restent encore.

Donc, une chimiothérapie antituberculeuse qui fait une spoliation de terrain ne peut être acceptée en clinique ; elle doit au contraire rendre le terrain réfractaire à l'action du microbe, stimuler un organisme défaillant dans la défense, en voie de désagrégation, dépouillé des matériaux les plus nécessaires.

A la base de toute infection il y a une déficience de la vie cellulaire qui se traduit par une insuffisance des oxydations intimes. Cette insuffisance des oxydations, par les changements physico-chimiques, par l'affaiblissement des réactions vitales de défense qu'elle détermine, favorise, mieux, autorise l'infection.

Une première indication thérapeutique découle de cette donnée : *Introduire dans l'organisme un corps oxydant, afin de brûler les déchets qui s'y accumu-*

lent et de mettre en branle ses défenses humorales.

Grâce à son manganèse, la bactioxyne agit sur le bacille de Koch et les saprophytes qui l'accompagnent, comme oxydant puissant. Mais le manganèse seul est incapable de résoudre le problème complexe de la chimiothérapie de la tuberculose.

Voyons pour quelles raisons on lui a adjoint du calcium et du potassium ?

Le calcium parait agir comme fixateur des sels de chaux au sein de l'économie. SARVONAT et REBATTU pour expliquer les spoliations calcaires de l'organisme tuberculeux invoquent la neutralisation de certaines toxines du bacille de Koch par les sels de chaux. En effet l'action bactéricide de certains composés du calcium est connue depuis les temps les plus reculés.

HIPPOCRATE vante leur action dans la lèpre. OVERTIN considère le calcium comme toxique pour certaines cellules, parce qu'ils se combinent avec leurs lipoïdes. De là l'hypothèse que le calcium, altérant l'enveloppe ciro-adipeuse du bacille de Koch, le rendrait plus sensible à l'action des défenses phagocytaires et humorales. Dans un autre ordre d'idées Justin Roux soutient que le suc pancréatique est l'un des meilleurs agents de défense de l'organisme contre les poisons caséifiants du B. K.

Or, les expériences de DELÉZENNE prouvent que le calcium a une action très nette sur le pancréas dont il active la sécrétion.

Au manganèse et au calcium, le Docteur MELANET

a cru devoir ajouter de petites quantités de potassium. Et cela parce que le système cardio-vasculaire du tuberculeux est toujours plus ou moins touché par l'infection bacillaire. C'est pour agir sur le cœur et les vaisseaux que la bactéoxine contient du potassium.

D'autre part, le manganèse, le calcium et le potassium sont en solution aqueuse légèrement saline. Cette solution est très alcaline et nous savons l'intérêt qu'il y a à alcaliniser le tuberculeux, l'alcalinisation élevée ayant une action empêchante sur le B. K.

Mode d'emploi du Manganate-Calcico-Potassique

Nous employons le manganate calcico-potassique soit en injections intra-veineuses, soit en instillations rectales. Cette dernière méthode est la seule praticable chez les enfants, chez les malades dont le système veineux superficiel est peu développé ou difficilement accessible, chez les nerveux et les pusillanimes.

INJECTIONS INTRA-VEINEUSES

Le traitement comporte trois séries d'injections : deux séries de 15, une tous les deux jours, puis une série de 10, une tous les trois jours. Entre chaque série, interrompre le traitement pendant quinze ou vingt jours. Les quantités à injecter sont toujours les mêmes : 5^{cmc} par injection. La technique est la même que pour toutes les autres injections intraveineuses. L'injection ne doit pas être douloureuse : toute douleur accusée par le malade indique une déviation de l'aiguille, il faut alors arrêter l'injection et replacer l'aiguille en bonne position. On n'observe qu'exceptionnellement une réaction générale après l'injection. Localement des réactions plus ou moins vives peuvent apparaitre : rougeur plus ou moins vive au point d'injection, empâtement ou induration périveineuse. Des compresses humides très chaudes, des massages légers ont raison de ces incidents.

En dehors d'une faute de technique, ces réactions sont explicables par l'alcalinité de la solution. Le moyen le plus sûr de les éviter est d'injecter, immédiatement après la solution manganatée, l'aiguille restant en place, quelques centimètres cubes de sérum physiologique.

INSTILLATIONS RECTALES

Trois séries de vingt injections, une chaque jour, séparées par des intervalles de quinze à vingt jours.

On se sert d'un bock ordinaire muni d'un tube de caoutchouc terminé par un robinet auquel on adapte une sonde molle de Nélaton.

Diluer 10^{cmc} de manganate calcico-potassique dans 2/3 d'un verre d'eau bouillie et tiède : verser cette solution dans le bock ; placer le bock à environ 0^{m}30 au-dessus du plan du lit ; introduire dans le rectum la sonde molle bien graissée : ouvrir aux 2/3 le robinet du bock. Le liquide s'écoule goutte à goutte. La durée de l'écoulement est d'environ 25 à 30 minutes. Avant de faire cette installation médicamenteuse, prescrire un lavement évacuateur à l'eau simple, en cas de nécessité.

Chez les enfants les doses à prescrire sont les suivantes :

Jusqu'à 1 an.	1/2^{cmc} dans 1/2 verre d'eau.
De 1 à 2 ans..	1^{cmc}.
De 2 à 5 ans..	1^{cmc} 1/2.
De 5 à 9 ans..	2^{cmc} 1/2 à 3^{cmc}.
De 9 à 12 ans. . . .	3^{cmc} 1/2.

Du Traitement de la Tuberculose Pulmonaire

PAR LE MANGANATE-CALCICO-POTASSIQUE

Chapitre Troisième

LE TRAITEMENT DE LA TUBERCULOSE PULMONAIRE PAR LE MANGANATE-CALCICO-POTASSIQUE

Toutes les fois qu'un nouveau médicament est proposé pour le traitement de la tuberculose, il se produit un double courant d'opinion :

1° Les uns s'emparent de la nouveauté sans aucun esprit critique, ils lui demandent des résultats qu'elle ne pourra donner et, bientôt, ils la condamnent systématiquement comme dangereuse ou inefficace. Dans de telles mains, toute nouveauté doit nécessairement subir un échec, car elle est, dès l'origine, déviée de son but, et soulève des espoirs injustifiés ; elle est préjudiciable au malade et au médecin traitant dont le scepticisme thérapeutique antituberculeux devient plus profond.

2° Les autres sont réfractaires à la nouveauté ; ils la redoutent par esprit de défiance ; le malade reste prisonnier d'un traitement appliqué par habitude, traitement passe-partout qui ne satisfait personne.

Nous avons appliqué la méthode du Docteur Melanet avec l'esprit le plus impartial, sans emballement, comme aussi sans défiance voulue et systématique.

Nous allons passer à l'exposition de l'histoire clinique de nos malades.

Du Traitement de la Tuberculose Pulmonaire

PAR LE MANGANATE-CALCICO-POTASSIQUE

OBSERVATIONS

Observation I

MONTFORT Louis, 33 ans.

Pas d'antécédents tuberculeux dans la famille. En 1904, fait une congestion pulmonaire sérieuse qui le tient alité pendant deux mois. Neurasthénie consécutive suivie d'aliénation mentale. Depuis cette époque, le malade a toujours craché et toussé. Amélioration en 1911. Hémoptysie en 1914. Sueurs nocturnes profuses, dyspnée d'effort. Nouvelle hémoptysie en 1918. L'état général reste sensiblement le même jusqu'au mois de juillet 1920. A cette époque, deux hémoptysies consécutives affaiblissent énormément le malade qui se couche.

Examen du malade pratiqué le 1er Août 1918.

Amaigrissement considérable. Sueurs nocturnes abondantes. Insomnie. Toux opiniâtre et expectoration abondante muco-purulente avec crachats nummulaires adhérents au fond du crachoir. Anorexie. Alternatives de diarrhée et de constipation. Digestions pénibles. Fièvre à exaspération vespérale. Poids : 49 kilos.

Symptômes physiques.

En arrière	à droite	Dans les fosses sus et sous-épineuses : matité, exagération des vibrations vocales. Inspiration rude et saccadée, râles sous-crépitants. Congestion de la base.
	à gauche	Submatité : Vibrations vocales exagérées. Craquement. Dans le reste du poumon, obscurité respiratoire plus ou moins complète.

En avant : Mêmes signes mais un peu moins accusés.

Foie, rate : rien de particulier.

Douleur à la palpation, aux points solaires.

Analyse des crachats.

Nombreux B. K. Index. 10.7 en amas. Nombreux streptocoques et staphylocoques.

Nous commençons le traitement par des injections intraveineuses de manganate-calcico-potassique, le 5 Août 1920.

Après une première série de 15 injections, nous observons la disparition des sueurs nocturnes, une diminution considérable de la toux et de l'expectoration, une disparition de l'insomnie. La fièvre n'est plus aussi élevée. Les troubles digestifs persistent encore ; le malade n'a pas d'appétit et ne prend comme aliments que trois litres de lait par jour. Les râles sous-crépitants ont tendance à devenir plus secs.

A la fin de la deuxième série d'injections, la fièvre a complètement disparu. Le malade a retrouvé de l'appétit et s'il ne se trouvait pas dans des conditions spéciales dans un asile d'aliénés nous pourrions le suralimenter. Il ne tousse guère que le matin au réveil. Les crachats sont mi-fluides. Le malade se lève tous les jours pour se promener dans le jardin.

Après quinze jours de repos nous lui faisons une nouvelle série de dix injections. Après quoi nous procédons à un examen complet du malade.

État général.

Bon. Poids : 53 kilos. Plus de troubles digestifs.

Poumon droit : en avant : submatité. Très légère bronchophonie. Inspiration légèrement accusée.

En arrière : les râles secs ne sont guère perceptibles que dans les fortes inspirations.

Poumon gauche : En avant : respiration soufflante avec emphysème.

En arrière : respiration à peu près normale.

L'examen des crachats montre que les bacilles de Koch sont en voie de désagrégation, en état de lyse.

Depuis cette époque, le malade n'a présenté aucun trouble pulmonaire. Il travaille un peu en se soumettant à des règles hygiéniques sévères.

Observation II

G. Charles, 40 ans, verrier.

Pleurésie gauche à 14 ans. Rhino-pharyngite chronique. En 1901, pendant son service militaire, se met à tousser, cracher, maigrir. Après une longue hospitalisation, il est réformé pour T. P. Dans les six mois qui suivirent sa réforme, il fut incapable de faire le moindre travail : la toux était incessante, quinteuse, l'expectoration abondante ; il avait des sueurs nocturnes profuses, de la dyspnée au moindre effort ; l'asthénie était très marquée. Il fut mis au repos complet au grand air, En 1902, notable amélioration, Depuis cette époque, tousse l'hiver, à des périodes d'euphorie assez longues, auxquelles succèdent des semaines de toux plus fréquente avec des crachats abondants, de fatigue plus facile. Depuis 1915, ne va pas très bien. Les périodes d'euphorie sont moins nombreuses, moins longues ; il tousse beaucoup, crache abondamment, a des sueurs nocturnes un peu de dyspnée, maigrit lentement. Il présente aussi des troubles gastro-intestinaux : digestions pénibles, constipation, parfois diarrhée. Assez fréquemment fièvre vespérale.

Vient consulter le 10 Avril 1920 : homme pâle, amaigri, un peu dispnéique. Il se plaint de tousser et cracher beaucoup, d'avoir des sueurs nocturnes, n'a pas d'appétit, a des douleurs abdominales. Le moindre effort lui est pénible ; l'auscultation des poumons donne les renseignements suivants :

En avant : quelques frottements pleuraux au sommet droit ; à gauche, matité, vibrations exagérées, inspiration rugueuse avec sous-crépitants serrés, expiration rude et prolongée dans le 1/3 supérieur. La respiration est un peu obscure dans le reste du poumon.

En arrière : à droite : dans la fosse sus-épineuse, légère submatité, vibrations augmentées, inspiration rugueuse, à la fin de l'inspiration, après la toux, bouffée de sous-crépitants fins. L'expiration est prolongée, saccadée ; respiration forte dans le reste du poumon.

A gauche, au 1/3 supérieur : submatité franche vibrations exagérées, sous crépitants aux deux temps, après la toux, bouffées de râles humides ; l'inspiration et l'expiration sont rudes, prolongées.

Dans le reste du poumon, la respiration est un peu obscure, à la base il existe une zone de frottements pleuraux.

Cœur rapide, régulier.

Pouls : 92.

Pression (au Pachon) ; 14, 6

Foie, rate : rien de particulier ; abdomen : douleurs à la palpation. Poids : 73 kilos.

Les analyses de laboratoire ont donné les résultats suivants :

Expectoration muco-purulente adhérent au fond du vase.

Pas de B. K. : flore microbienne peu importante.

L'analyse des urines montre qu'il y a augmentation notable de l'acidité urinaire, calciurie, phosphaturie.

On fait la première injection intra-veineuse de la solution de manganate-calcico-potassique le 14 Avril. La première série est terminée le 19 Mai.

L'état général s'est amélioré. Le malade ne tousse et ne crache presque plus. Plus de dyspnée d'effort.

Les signes stéthacoustiques ont nettement regressé.

Au sommet gauche : la respiration est rude, quelques craquements inspiratoires en arrière ; inspiration rude, expiration prolongée en avant ;

Au sommet droit : quelques rares craquements, respiration forte, rugueuse.

Le 8 Juillet on fait la 30e injection.

Le malade va très bien. Pendant toute la durée du traitement il n'a pas eu de fièvre. Les troubles digestifs ont disparu et le malade a de l'appétit.

Toussaille le matin, crache peu.

A l'auscultation des poumons, on constate que l'amélioration des signes physiques, notés après la première série d'injections, s'est encore accentuée. Il reste : une respiration rude, une expiration rude et prolongée aux sommets.

Le malade est venu se faire ausculter le 12 Octobre.

Se plaint d'avoir parfois, le soir, une douleur au niveau de l'épaule droite qui irradie vers le cou. Etat général très bon.

A l'auscultation : inspiration rude, expiration rugueuse, prolongée aux sommets. On n'entend pas de râles. Poids : 74 kilos 500.

Observation III

C., peintre.

A. H., père : bronchite chronique.

A. P. Broncho-pneumonie à 14 ans. En Mai 1919, refroidissement, toux. En Août, entérite.

Le 20 Novembre 1919, amaigrissement de 5 kilos en quelques mois. Facies pâle, état général mauvais : asthénie. Pouls : 80. Appétit nul. Digestions mauvaises. Fièvre légère. Toux assez fréquente. Expectoration gris clair. Pleurodynie.

Auscultation : sommet droit. Vibrations exagérées, bronchophonie, diminution du murmure vésiculaire avec quelques craquements inspiratoires.

Le traitement est commencé immédiatement.

Pendant ce traitement, le malade présente une assez forte atteinte de grippe et doit cesser son travail pendant huit jours ; puis le traitement est repris. Après la première série d'injections, liqueur de Fowler et tartrate ferrico potassique.

L'examen du malade donne alors les résultats suivants : Facies coloré, état général très bon. Pouls : 72. Appétit bon. Digestions normales. Fièvre nulle. Toux très légère le matin. Expectoration presque nulle. Pleurodynie disparue.

Auscultation : Les signes stéthacoustiques ont disparu. A peine constate-t-on une très légère bronchophonie à l'apex droit.

Deuxième série d'injections intraveineuses : L'état physique s'améliore encore. Le malade dit avoir « un appétit formidable ».

Après cette série, il a augmenté de 5 kilos.

Une troisième série est faite pour consolider le résultat obtenu.

Depuis cette époque nous avons pu suivre ce malade. Il vaque à ses occupations comme s'il n'avait jamais été malade. Par les temps humides, il se plaint d'une sensation d'oppression ; mais l'auscultation pratiquée systématiquement toutes les semaines ne permet pas de constater des signes stéthacoustiques : elle ne peut révéler qu'une diminution du murmure vésiculaire au sommet droit avec bronchophonie, pas de craquements.

Observation IV

LE LAY, 35 ans.

Pas d'antécédents héréditaires dans la famille.

Pneumonie droite en 1903. Troubles mentaux en 1918, troubles qui nécessitent son internement à l'asile des aliénés de Quimper.

En fin Décembre 1920, entre à l'infirmerie de l'asile pour troubles digestifs et fièvre à exacerbation vespérale.

A l'examen du malade on constate un facies infecté avec langue rôtie et fuliginosités des lèvres et des dents.

Constipation opiniâtre. Coliques. Douleurs à la palpation et gargouillement dans la fosse iliaque droite. Fièvre vespérale : 40. Prostration extrême. Pas de taches rosées lenticulaires. La rate est percutable. Pas de signes pulmonaires.

Nous portons le diagnostic de dothiénentérie et le traitons en conséquence.

L'état fébrile persiste pendant trois semaines sans présenter de tendance à la rémission. Cependant les symptômes gastro-intestinaux se sont beaucoup amendés ; et le 24 Janvier l'auscultation des sommets nous révèle un ramollissement à allure rapide.

Aussitôt nous commençons les injections intraveineuses de manganate-calcico-potassique. La courbe thermique du jour de l'injection est nettement influencée ; mais dès le lendemain la fièvre remonte : les signes physiques évoluent rapidement vers la fonte caséeuse. Le malade meurt le 20 Février 1921.

L'autopsie montre 2 cavernes du poumon droit vers le 1/3 supérieur. Le reste du poumon droit et le poumon gauche sont criblés de tubercules en voie de caséification.

Observation V

Louise G , 16 ans, apprentie couturière.

Père et mère bien portants. Fille unique élevée au sein.

Bronchite, rougeole, ictère en bas âge. Aurait eu une congestion pulmonaire entre 5 et 7 ans. Opérée des végétations adénoïdes à 7 ans. Réglée à 12 ans.

Vers le 15 Avril 1919, elle sent s'accroître l'asthénie dont elle se plaignait depuis quelque temps ; se met à tousser, à cracher, a de la fièvre. L'état général devient rapidement mauvais : la malade s'alimente mal, maigrit. Les règles, régulières jusqu'à cette époque, disparaissent.

3 Mai, le poids est de 52 kilos 300.

Le 17 Mai, Mlle G. s'alite définitivement. La fièvre persiste ; la malade tousse beaucoup, crache abondamment ; les crachats sont nummulaires et contiennent beaucoup de bacilles de Koch. Elle a des sueurs nocturnes abondantes, de l'insomnie.

Du côté du tube digestif, anorexie-diarrhée. L'état général est franchement mauvais, l'amaigrissement considérable.

A l'examen du poumon, on constate de la diminution de la sonorité, de l'exagération des vibrations, des signes stéthacoustiques de ramollissement du sommet droit, tant en avant qu'en arrière. Le cœur est rapide, le pouls à 120.

Diagnostic : Phtisie aiguë.

1er Juin. L'état s'est encore aggravé. On prescrit des injections intramusculaires de solution sucrée.

1er Août. La malade va de plus en plus mal : la toux est incessante, l'expectoration très abondante ; les sueurs nocturnes persistent ; la diarrhée est plus accusée. La fièvre prend le caractère hectique. La malade ne pèse plus que 41 kilos 800.

40 injections intramusculaires de solution sucrée ont été pratiquées sans amener aucun résultat. La paratoxine en pillules paraît inefficace.

6 injections d'argent colloïdal n'ont amené aucune modification appréciable.

Le 6 Août on fait la première injection intraveineuse de bactioxyne. On supprime les antithermiques.

14 Août. 5e injection.

L'amélioration accusée par la malade est perceptible ; elle tousse moins, l'expectoration est moins abondante, plus fluide, ainsi que les sueurs nocturnes. La température oscille entre 36°5, 37° le matin, 37°9, 38°2 le soir. La malade demande à manger.

26 Septembre. Le poids atteint 44 kilos 300.

Etat actuel : Température 37°4 le matin, 37°8 le soir.

L'état général est bien meilleur.

En avant : sommet gauche, sonorité normale, pas de bruits adventices ;

Sommet droit, matité, exagération des vibrations, respiration soufflante avec gros râles.

En arrière : à gauche rien à signaler ;

A droite et au sommet : matité, exagération des vibrations vocales, craquements. Dans le reste du poumon droit, submatité, diminution du murmure vésiculaire.

Disparition des sueurs ; diminution considérable de la toux ; diminution des 2/3 de l'expectoration ; réapparition de l'appétit ; disparition de l'insomnie ; disparition de la diarrhée.

Cœur : rien à signaler sauf la tachycardie, pouls 120.

Foie : rien à signaler.

Crachats muco-purulents, mi-fluides, non adhérents au vase, beaucoup de particules jaunes. Nombreux bacilles de Koch. La majeure partie de ces bacilles de Koch sont en état de lyse ; ils sont formés de petits points, de petites virgules écrasées, de petites chaînettes à intervalles clairs. Nombreux amas de staphylocoques.

Quelques chaînettes de streptocoques ; quelques pneumobacilles de Friedlander.

Nouvelle série de manganate-calcico-potassique.

Les signes fonctionnels et physiques ne se modifient guère.

Le 14 Octobre l'état s'aggrave de nouveau et la malade meurt le 24 Novembre.

Observation VI

Mademoiselle F..., 30 ans.

Rien à signaler dans les antécédents. Elle toussait depuis Septembre 1918 à la suite de la grippe.

Hémoptysie le 1er Août 1920.

Le 14, on constate à droite et en arrière du ramollissement (râles humides) du 1/3 supérieur, de l'infiltration du 1/3 moyen ; en avant du ramollissement, à gauche au sommet, respiration rude et soufflante.

Expectoration assez abondante et verdâtre ;

Fièvre 38° 5 à 39° (axillaire) ;

Etat général médiocre ;

Sueurs nocturnes abondantes ;

Pas de menstruations ;

Douleurs sous-scapulaires ;

Urines chargées de phosphates ;

Dyspnée.

1re série de piqûres du 24 Août au 19 Septembre.

2e série du 29 Septembre au 29 Octobre. La température est descendue à 38° en moyenne. Les sueurs nocturnes d'abord abondantes ont disparu au début d'Octobre. La douleur sous-scapulaire n'existe plus. Les urines sont plus claires. Expectoration non modifiée.

A l'auscultation on constate le 30 Octobre : à gauche, beaucoup moins de rudesse ; à droite, au sommet, plus de râles humides, mais de gros, très gros craquements secs, dans la zone entièrement ramollie.

Dans le 1/3 moyen les zones obscures ont disparu, la respiration s'entend à peu près normalement. Le thermomètre tombe à 37°.

Reprise des piqûres le 9 Novembre. Le thermomètre se relève un peu ; les crachats pâlissent, deviennent presque blancs : la malade est réglée normalement deux fois le 12 Novembre et le 3 Décembre.

A l'auscultation le 3 Décembre : les gros craquements secs ont disparu à leur tour. Il y a maintenant au sommet, seulement des zones obscures, mais il ne subsiste aucun bruit surajouté. Du reste le malade ne tousse presque plus et crache peu ; deux ou trois crachats jaunâtres le matin.

La famille devant le résultat obtenu à ce jour fait faire une nouvelle série d'injections et au mois de Janvier l'état général est satisfaisant, la toux presque nulle et la menstruation régulière.

Observation VII

F..., 50 ans, tourneur. Pas d'antécédents.

En Janvier 1919, alité, présente des oscillations fébriles entre 38 et 39. Tousse, expectore abondamment, dyspnée, sueurs nocturnes, appétit presque nul.

Le sommet droit présente en avant et en arrière de la matité de l'exagération des vibrations vocales, une inspiration rude et prolongée. En avant, sous la clavicule, nombreux râles humides s'étendant jusqu'à la 4e côte. Léger épanchement pleural, base gauche en arrière.

Ce malade est soigné pendant un an par les moyens thérapeutiques classiques. Injections hypodermiques d'huile goménolée. Récalcification. Révulsions à l'aide de bandes de vésicatoires successives. Injections hypodermiques de gaïacol. Son état s'améliore mais les râles persistent.

En Novembre, poussée sérieuse de grippe, qui le tient un mois au lit.

En Décembre nous commençons le manganate-calcico-potassique en instillations rectales. Après deux mois de traitement, les phénomènes généraux disparaissent, le malade augmente de poids (2 kgs). L'auscultation démontre l'absence de râles sous-claviculaires droits, la disparition de l'épanchement. La toux et les crachats ont sensiblement disparu. Le malade depuis Janvier 1920 peut exercer la profession de jardinier et fait chaque jour environ 4 kilomètres à pied.

Observation VIII

M..., G..., 28 ans.

S'est bien porté jusqu'au moment de l'épidémie de grippe 1918.

Depuis il tousse et crache un peu, mais se plaint surtout de faiblesse générale, de fatigue au moindre effort, de points douloureux nombreux sur le thorax, les uns fixes, d'autres constitués par des douleurs vives et passagères.

Enfin il accuse sur la région lombaire une sensation de lourdeur, et de douleur véritable à l'effort. Ses urines contiennent des phosphates. A l'examen il n'y a pas de lésions classiques, mais quelques zones d'obscurité respiratoire çà et là dans les deux poumons, surtout le droit avec submatité. Il y a, en somme, un peu d'infiltration, beaucoup de pleurite. La maladie semble évoluer très lentement, suivant le mode fibreux.

Ajoutons un peu d'anémie avec décolorations de séguments de la face et des muqueuses labiale et conjonctivale.

Après deux séries de piqûres, il y a une grosse amélioration. Le malade ne crache presque plus. Les points douloureux sont beaucoup moins sensibles. Les douleurs passagères ont disparu, les urines sont claires, sans dépôt. Les séguments et muqueuses sont plus colorés ; le malade se sent plus fort : il a grossi de trois kilos.

A l'auscultation, la respiration s'entend bien dans toute l'étendue des deux poumons. Le malade a repris ses occupations, assez pénibles, sans trop de fatigue.

Une troisième série d'injections est faite. Le malade continue à travailler et dit textuellement « je n'ai jamais été aussi bien ».

Nous l'avons perdu de vue il y a deux mois ; jusqu'alors nous le considérions comme guéri.

Observation IX

Madame H... Joséphine, 28 ans, lingère, mariée (à 23 ans). un enfant vivant.

A. H., frère et sœur morts de T. P.

A. P. Coqueluche et rougeole dans l'enfance.

Règles à 16 ans.

Maladie actuelle en avril 1918 ; se décide à consulter pour toux, expectoration abondante, amaigrissement, grosseur sur la partie gauche du cou. Cet état durait depuis des mois. Le médecin consulté fait le diagnostic de T. P. en évolution, d'adénite cervicale gauche.

Il prescrit : compresses humides imbibées d'essence de térébenthine, sirop iodo-tannique, injections de cacodylate de soude.

Engraissement sous l'influence du traitement, mais de nouveau amaigrissement après cessation des injections de cacodylate. Va passer 4 mois au bord de la mer ; l'état général s'améliore, la toux est moins fréquente, l'expectoration moins abondante.

En Février 1919, grippe compliquée de congestion pulmonaire. Depuis sa grippe : asthénie, amaigrissement, sueurs nocturnes, toux quinteuse, crachats abondants.

En Février 1919 le poids était : 49 kilos. Le 20 Septembre 1919 il est de 43 kilos : appétit capricieux, selles régulières. Règles prolongées 10-12 jours, douloureuses.

Subfébrilante : température vespérale 37° 8, 38°.

Examen (20 Septembre 1919). Femme pâle ; amaigrie.

Sur la partie latérale gauche du cou, à l'union des 2/3 supérieur avec le 1/3 inférieur, petite fistule suintante.

Adénite sous-jacente piriforme, longue de 5 cm sur le trajet du sternomastoïdien, élargie à son pôle supérieur. La tumeur est irrégulière, bosselée incomplètement mobile sur les tissus sous-jacents.

Poumons : au sommet droit : submatité avec résistance au doigt, vibrations exagérées, inspiration rugueuse avec bouffées de sous-crépitants fins, serrés, expiration rude prolongée, sous la clavicule.

En arrière : submatité, vibrations, dans le 1/3 supérieur du poumon, inspiration rugueuse, forte, avec sous-crépitants, expiration rude, saccadée, prolongée ; dans l'espace scapulo-vertébral : sous-crépitants fins aux deux temps.

Au sommet gauche : submatité légère, vibrations un peu augmentées, respiration obscurcie.

Cœur : rapide, régulier.

Pouls : 88.

Tube digestif : rien de particulier.

Le 2 Octobre, on commence le traitement :

L'examen bactérioscopique des crachats fait ce jour là montra la présence de B. K., de très nombreux streptocoques, d'assez nombreux staphylocoques.

11 Octobre. On fait la 5e injection.

La malade tousse et crache moins.

La température du soir est de 37°,5-6.

L'adénite cervicale a changé de caractère.

La masse ganglionnaire s'est morcelée.

21 Octobre. Les menstrues ont fait interrompre le traitement. Elles n'ont duré que 8 jours au lieu de 10-12 jours avant le traitement.

25 Octobre. L'appétit est bon, les fonctions digestives sont normales. Les nuits sont bonnes, pas de transpiration. Le teint est plus frais.

A augmenté de 600 grammes, poids : 43 k. 600.

13 Novembre. 15e injection.

A l'auscultation du poumon on note une très grande amélioration des signes physiques :

Respiration rude au sommet gauche sans bruits surajoutés.

Respiration rude, quelques craquements dans la partie interne de la fosse sous-claviculaire, expiration rude et prolongée au sommet droit.

28 Décembre. Va très bien. Ne tousse pas, ne crache pas. La température vespérale est normale.

L'adénopathie cervicale a fondue : il ne reste plus qu'un empâtement gros comme un pois.

A l'auscultation : à droite : inspiration et expiration rugueuses dans la partie interne de la fosse sous-claviculaire, quelques rares frottements pleuraux dans la partie interne de la fosse sus-épineuse droite : à gauche respiration normale.

2 Janvier 1920. Analyse des crachats.

Crachats très peu abondants, muqueux. Aucune partie muco-purulente. Pas de B. K. quelques staphylocoques.

11 Avril. Continue à se transporter ; travaille normalement.

23 Juillet. La malade fait une poussée de bronchite qui cède au traitement ordinaire. Les signes stéthacoustiques précédents ne se sont guère modifiés.

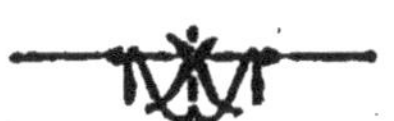

Du Traitement de la Tuberculose Pulmonaire

PAR LE MANGANATE-CALCICO-POTASSIQUE

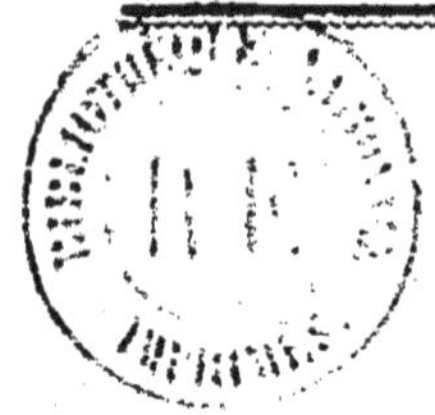

CONCLUSION

Nous sommes bien loin de considérer la manganate-calcico-potassique comme la panacée thérapeutique qui doit guérir à coup sûr une tuberculose pulmonaire en évolution. Nous ne pouvons d'ailleurs pas juger de la valeur réelle de cette médication d'après les quelques observations que nous avons recueillies. Tout au plus pouvons-nous nous en faire une opinion personnelle que d'autres peuvent peut-être battre en brèche. A priori, il me semble tout à fait inutile d'employer la médication manganatée chez un tuberculeux à la période des cavernes. Les lésions sont trop avancées pour aboutir au processus de sclérose de guérison ; les portes d'entrée aux infections secondaires sont trop largement ouvertes pour que le manganate-calcico-potassique puisse lutter avantageusement contre les intoxications bacillaires et pyogènes.

Il faudrait pour bien faire mettre en œuvre la bactioxyne au moment de la bacillémie ; au moment où les bacilles de Koch se trouvant dans la circulation n'ont pas encore provoqué les lésions spécifiques de la tuberculose pulmonaire. Malheureusement, à cette époque les signes cliniques sont trop vagues pour permettre de porter le diagnostic de bacillose. Nous ne pouvons la déceler que lorsque les lésions pulmonaires sont constituées.

Quelle est alors l'action thérapeutique du manganate-calcico-potassique ?

L'Observation IV nous renseigne sur sa valeur dans le cas de phtisie aiguë. Les injections intraveineuses de bactioxyne n'ont pas enrayé la marche de la maladie. La courbe thermique seule s'est montrée momentanément influencée ; mais dès le lendemain de l'injection elle remontait ; les signes stéthacoustiques ont rapidement évolué vers la fonte caséeuse ; et le malade est mort sans présenter au cours de sa maladie une rémission que nous aurions pu attribuer à l'action du médicament.

Tout autre est son action vis-à-vis des bacilloses à " évolution chronique " ; en ce cas la bactioxyne peut avoir un effet véritablement heureux. Les Observations I, II, III, VII, VIII et IX nous montrent des tuberculeux nettement améliorés par le traitement. Les sueurs nocturnes, les fièvres disparaissent ; les signes stéthacoustiques se modifient : les râles sous-crépitants humides font place à des râles secs ; il ne persiste quelquefois qu'une respiration soufflante ; en un mot la bactioxyne transforme souvent la tuberculose ouverte en tuberculose fermée ; elle facilite la sclérose des tissus pulmonaires infectés et dans les cas de bacillose fibreuse son action est particulièrement satisfaisante ; l'hémoptysie ne constitue pas une contre-indication à son emploi.

Vu : *Le Doyen,*
ABELOUS.

Vu : *Le Président,*
RÉMOND.

Vu et permis d'imprimer :

Toulouse, le 14 Mars 1921.

Le Recteur,
Président du Conseil de l'Université,
J. CAVALIER.

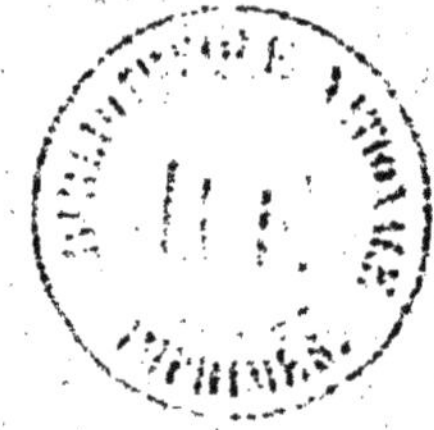

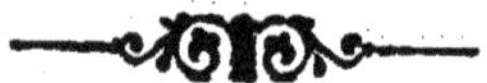

TABLE DES MATIÈRES

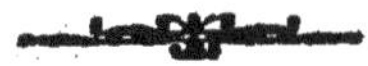

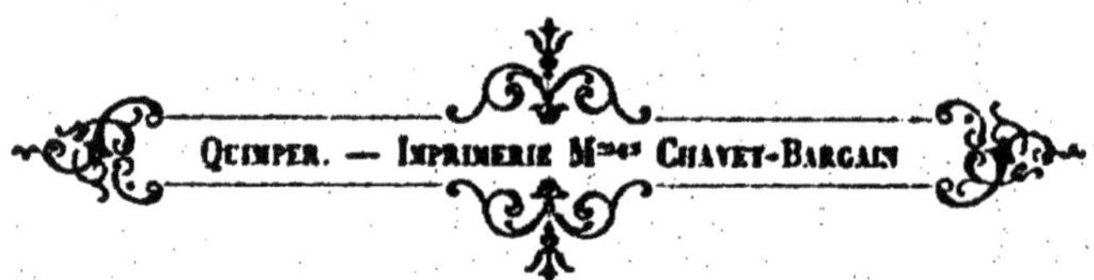
QUIMPER. — IMPRIMERIE M[mes] CHAVET-BARGAIN

www.ingramcontent.com/pod-product-compliance
Ingram Content Group UK Ltd.
Pitfield, Milton Keynes, MK11 3LW, UK
UKHW021959260726
13994UKWH00004B/1855

9 782329 035055